Ivianne Ortiz Sotolongo
Marcilia Cabrera Copa
Perla M Trujillo Pedroza

Programa educativo sobre doenças cerebrovasculares

Ivianne Ortiz Sotolongo
Marcilia Cabrera Copa
Perla M Trujillo Pedroza

Programa educativo sobre doenças cerebrovasculares

Impacto nos doentes em risco

ScienciaScripts

Imprint

Any brand names and product names mentioned in this book are subject to trademark, brand or patent protection and are trademarks or registered trademarks of their respective holders. The use of brand names, product names, common names, trade names, product descriptions etc. even without a particular marking in this work is in no way to be construed to mean that such names may be regarded as unrestricted in respect of trademark and brand protection legislation and could thus be used by anyone.

Cover image: www.ingimage.com

This book is a translation from the original published under ISBN 978-613-9-46600-9.

Publisher:
Sciencia Scripts
is a trademark of
Dodo Books Indian Ocean Ltd. and OmniScriptum S.R.L publishing group

120 High Road, East Finchley, London, N2 9ED, United Kingdom
Str. Armeneasca 28/1, office 1, Chisinau MD-2012, Republic of Moldova, Europe
Printed at: see last page
ISBN: 978-620-8-30976-3

TÍTULO:

PROGRAMA EDUCATIVO SOBRE DOENÇAS CEREBROVASCULARES.

IMPACTO NOS DOENTES EM RISCO

AUTORES:

DR. IVIANNE ORTIZ SOTOLONGO.

INTERNO DO TERCEIRO ANO DA ESPECIALIDADE DE MEDICINA GERAL E FAMILIAR.

DR. MARCILIA CABRERA COPA.

ESPECIALISTA DE 1º GRAU EM MEDICINA INTERNA. PROFESSOR ASSISTENTE. MESTRE EM DOENÇAS INFECCIOSAS.

DR. PERLA M. TRUJILLO PEDROZA

ESPECIALISTA DE 1º GRAU EM MGI. MESTRADO EM PHC. PROFESSOR ADJUNTO. INVESTIGADOR ASSOCIADO

2024

RESUMO

A doença cerebrovascular, acidente vascular cerebral ou AVC, é uma doença complexa relacionada com a idade, com elevada mortalidade e incapacidade a longo prazo. Em Cuba, é a terceira principal causa de morte. De janeiro a dezembro de 2023, foi realizado um estudo de intervenção quase experimental para avaliar o impacto de um programa educativo em pacientes com factores de risco de doença cerebrovascular. Da população com idade entre 50 e 60 anos dispensada na clínica

11 como risco de doença cerebrovascular, foi selecionada uma amostra de 35 doentes por amostragem não probabilística por critérios. Observou-se uma predominância do sexo masculino com 54,3 % e do grupo etário 55-60 anos. O principal fator de risco encontrado foi a hipertensão arterial, com 30 doentes, seguida da diabetes mellitus, 85,7 % e 51,4 %, respetivamente. No estudo, 27 doentes tinham conhecimentos inadequados sobre os tipos de AVC e, após a aplicação do Programa Educativo, os números diminuíram, com apenas 6 doentes a mostrarem conhecimentos inadequados. Após a implementação do programa, 88,6 % tinham conhecimentos adequados sobre os factores de risco. No final da intervenção, 45,7% e 71,4% tinham um melhor controlo da diabetes mellitus e da hipertensão arterial, respetivamente. A aplicação do Programa Educativo: "AVC no século XXI" teve um impacto favorável na amostra do estudo.

ÍNDICE DE CONTEÚDOS

INTRODUÇÃO

As doenças cerebrovasculares, acidentes vasculares cerebrais ou acidentes vasculares cerebrais (AVC) são doenças complexas relacionadas com a idade, com elevada mortalidade e incapacidade a longo prazo. (1) As doenças cerebrovasculares são um grupo de afecções da vasculatura cerebral resultantes da oclusão ou da rutura de um vaso extra no cérebro. Isto leva a uma diminuição do fluxo sanguíneo cerebral, com a consequente deterioração transitória ou permanente da função de uma região generalizada do cérebro ou de uma área mais pequena ou focal. (2)

A história das doenças cerebrovasculares é muito antiga. (3) Na antiguidade, a começar por culturas remotas como a sumério-babilónica, a egípcia e a hebraica, há descrições sugestivas de AVC. Assim, na Bíblia, estão escritas no Livro dos Salmos, onde o rei David exclama: "Que a minha mão direita seja esquecida, e que a minha língua se agarre ao céu da boca". Da mesma forma, na era histórica da medicina, as citações relativas à apoplexia aparecem em papiros escritos por Edwin Smith por volta de 1550 a.C., no livro de história de Heródoto, em escritos deixados por Diógenes, bem como no Tratado de Medicina de Hipócrates em cerca de 460-370 a.C.(4) Hipócrates, considerado o Pai da Medicina, reconheceu e escreveu, para orgulho dos Neurologistas, sobre o AVC há mais de 2.400 anos.(3) Em 1620, o suíço Johann Wepfer foi o primeiro a identificar sinais cerebrais em doentes que morriam de AVC, indicando que o AVC, para além de ser causado por uma hemorragia no cérebro, podia também ser causado pelo bloqueio de uma das principais artérias que fornecem sangue ao cérebro. Com o tempo, a hipótese de Wepfer viria a ser confirmada. (5)

A Organização Mundial de Saúde classifica o AVC como isquémico ou hemorrágico. O primeiro é causado por uma obstrução de um vaso sanguíneo e o segundo por uma rutura que resulta numa hemorragia intracerebral. (6) Sessenta por cento dos acidentes vasculares cerebrais destes eventos ocorrem fora do hospital. Aproximadamente 87% dos eventos cerebrovasculares são isquémicos e 13% hemorrágicos e, embora o primeiro seja o mais frequente, o segundo tem a mortalidade mais elevada, sendo a mortalidade intra-hospitalar descrita como 5-10% e 40-60%, respetivamente. (7)

O risco de doença cerebrovascular depende em grande parte da ocorrência de factores de risco, que são classificados em não modificáveis e modificáveis. O estudo de Framingham destaca factores de risco como a dislipidemia; a hipertensão arterial que duplica o risco; o tabagismo; a diabetes mellitus que aumenta duas a três vezes a probabilidade de desenvolver doença cardiovascular; a inatividade física; a hiperglicemia com valores superiores a 180 mg/dl ou 10 mmol/l; os contraceptivos orais aumentam a agregação plaquetária aumentando a possibilidade de formação de coágulos. [8]

A tensão arterial elevada é o fator de risco mais importante tanto para a isquémia cerebral como para a hemorragia cerebral, encontrando-se em quase 70% dos doentes com AVC. O risco de AVC aumenta proporcionalmente com a pressão arterial, tanto nos homens como nas mulheres, e em todos os grupos etários. 15-20% dos AVC isquémicos são de origem cardioembólica, sendo a fibrilhação auricular responsável por quase 50% dos casos, uma patologia comum cuja prevalência aumenta com a idade. [9]

De acordo com a Organização Mundial de Saúde, 15 milhões de pessoas em todo o mundo sofrem um AVC por ano, 5,5 milhões das quais morrem e outros 5 milhões ficam com uma incapacidade permanente[10,11] , o que faz com que seja a terceira principal causa de morte nos países industrializados (depois das doenças cardiovasculares e do cancro). Diz-se que a incidência da doença aumenta após os 60 anos, altura em que os processos ateroscleróticos atingem o seu pico[12] . É a causa mais comum de incapacidade neurológica nos adultos e a mais provável nas mulheres. pessoas com mais de 65 anos de idade; esta situação afecta tanto os países com rendimentos elevados como os países em desenvolvimento. [3]

A incidência global de AVC é de 200 casos por 100 000 habitantes/ano e prevê-se um aumento de 27% da incidência de AVC entre 2000 e 2025, relacionado com o envelhecimento da população. [13] A incidência ajustada à idade do AVC na Europa foi estimada entre 95 e 290/100.000 habitantes por ano. Cerca de 1,1 milhões de europeus sofrem um AVC por ano; 80% destes casos são AVC isquémicos. Entre 20-35% dos doentes morrem no primeiro mês após o AVC e aproximadamente um terço dos sobreviventes perde a sua autonomia. [14]

São registadas taxas de mortalidade de 61,5/100 000 habitantes em países desenvolvidos como os Estados Unidos da América, a França, a Alemanha e a Itália, onde se calcula que ocorra um acidente vascular cerebral em cada 53 segundos e uma morte em cada 3,3 minutos. [3] Na China, um inquérito epidemiológico confirmou que a taxa de mortalidade normalizada por doença cerebrovascular atingiu 120,1 por 100 000 habitantes. [15]

A prevalência da doença cerebrovascular na América Latina é elevada. [8] Na América Latina, a incidência de doença cerebrovascular é relatada como sendo entre 0,89-1,83/1000. Por outro lado, os valores de prevalência da doença cerebrovascular variam entre 1,7 e 6,5 /1000. [16]

Em Cuba, as doenças cerebrovasculares são a terceira principal causa de morte, a seguir às doenças cardiovasculares e aos tumores malignos. [3] A população cubana está a envelhecer, não está a crescer e é provável que venha a diminuir. A população idosa é de cerca de 14%, a incidência das doenças cerebrovasculares aumenta atualmente com a idade e a mortalidade aumenta exponencialmente com a idade, duplicando de 5 em 5 anos. Em Cuba, as províncias ocidentais e centrais são as mais afectadas. O risco é maior devido ao facto de a população ser a mais idosa do país. [17] De acordo com o Anuário Estatístico em Cuba em 2019 registaram-se 10 152 óbitos com um aumento em 2020 de 10 821 óbitos por esta doença[18] , com uma taxa bruta calculada em 96,6 por 100 000 habitantes, dos quais 5 618 óbitos foram do sexo masculino (taxa bruta 100,9/10000) e 5203 do sexo feminino (taxa bruta 92,4/10000), uma prevalência de 6.8 por 1000 habitantes e o número médio de anos de vida potencial perdidos por 1000 habitantes devido a esta doença foi estimado em 4.[19] No Hospital Provincial Docente Clinicoquirúrgico Saturnino Lora Torres em Santiago de Cuba, 1 803 pacientes com diagnóstico de AVC foram tratados no período 2016-2021, dos quais 1 197 (66,3 %) corresponderam a doença cerebrovascular isquémica. [20] Em Villa Clara, a prevalência de doenças cerebrovasculares em 2020 foi de 4,8 por 1 000 habitantes, com 757 mortes, um valor superior ao de 2019, quando a mortalidade foi de 668. [18] Na Policlínica "Marta Abreu", em 2019, foram diagnosticados 112 novos casos em relação aos anos anteriores, com um aumento da incidência. [3]

Num estudo realizado por Piloto Cruz no Hospital Militar Central "Dr. Carlos J. Finlay", 54,7 % dos doentes tinham mais de 70 anos e 58,7 % eram do sexo masculino. O tabagismo foi detectado em 87,7 % dos doentes com AVC aterotrombótico. Mais de 80 % dos doentes com AVC isquémico e hemorrágico eram hipertensos. [12]

Na 11ª clínica, Policlínica Manuel Piti Fajardo, Santo Domingo, as estatísticas anuais são semelhantes às do resto da população de Villaclare, onde existe uma elevada incidência e prevalência de pessoas com factores de risco que aumentam o desenvolvimento de doenças cerebrovasculares a curto ou longo prazo. O impacto dos factores de risco para a doença cerebrovascular e a escassez de informação por parte da população foi uma motivação crucial para a implementação de um programa educativo, tendo surgido o seguinte problema científico Qual é o impacto de um programa educativo nos pacientes com factores de risco de doença cerebrovascular no Consultório n.º 11, Santo Domingo, janeiro-dezembro de 2023?

Hipótese: Com a aplicação de um programa educativo que inclui palestras, vídeos, audiovisuais e técnicas participativas em pacientes com factores de risco para doença cerebrovascular, melhora-se o conhecimento destes factores e consegue-se a sua modificação.

OBJECTIVOS

Objetivo geral: Avaliar o impacto de um programa educativo em pacientes com factores de risco para doença cerebrovascular. Clínica No. 11 Santo Domingo, janeiro - dezembro de 2023.

Objectivos específicos:

1. Distribuir a amostra de acordo com a idade e o sexo.

2. Identificar factores de risco de doença cerebrovascular de acordo com o sexo na população.
3. Conceber um programa educativo sobre os factores de risco das doenças cerebrovasculares.
4. Determinar os conhecimentos sobre a doença cerebrovascular e os factores de risco da doença cerebrovascular antes e depois da intervenção na população.
5. Comparar o comportamento de alguns factores de risco antes e depois da intervenção na população estudada.

QUADRO TEÓRICO

Doença cerebrovascular. Geral.

A doença cerebrovascular é um termo hierarquicamente amplo. É uma síndrome que inclui um grupo de doenças heterogéneas com uma coisa em comum: um distúrbio na vasculatura do sistema nervoso central, levando a um desequilíbrio entre o fornecimento de oxigénio e as necessidades de oxigénio.[21] são consideradas como tal todas as condições que resultam numa perturbação cerebral transitória ou permanente causada por isquemia ou hemorragia, secundária a um processo patológico dos vasos sanguíneos do cérebro. [16]

A Organização Mundial de Saúde define o acidente vascular cerebral (AVC) como "o desenvolvimento rápido de sinais clínicos de perturbação focal (por vezes global) da função cerebral, com uma duração superior a 24 horas ou que conduza à morte, sem causa aparente que não seja de origem vascular". Uma definição actualizada de enfarte do sistema nervoso central foi proposta pela American Heart Association / American Stroke Association. O enfarte do sistema nervoso central (incluindo o enfarte hemorrágico) é definido como "lesão do cérebro, da medula espinal ou morte celular da retina atribuível a isquémia, com base em: evidência patológica, imagiológica ou outra evidência objetiva de lesão isquémica focal do cérebro, da medula espinal ou da retina numa distribuição vascular definida; ou evidência clínica de lesão isquémica focal do cérebro, da medula espinal ou da retina com base em sintomas que persistem ≥24 horas ou até à morte, e outras etiologias foram excluídas". [22]

A doença cerebrovascular é a principal causa de mortalidade significativa em todo o mundo; acredita-se que por cada AVC sintomático há 9 que ocorrem silenciosamente e afectam o nível cognitivo dos doentes; esta patologia ocorre em qualquer fase da vida. [23]

Os casos de doença cerebrovascular, em geral, aumentaram nos últimos anos, passando da quinta principal causa de incapacidade em 1990 para a terceira só em 2010. [24]

O cérebro é o órgão responsável pelo processamento e armazenamento de toda a informação relevante para o funcionamento do indivíduo. Sem o fornecimento de sangue, os neurónios tornam-se apoptóticos, resultando em danos cerebrais. O nível de incapacidade varia de acordo com o tipo de AVC sofrido, a parte do cérebro afetada e o tamanho da área danificada. [25]

Doença cerebrovascular. Classificação.

De acordo com a classificação do US National Institute of Neurological Disorders and Stroke, publicada em 1990, existem quatro variantes: assintomática, demência vascular, encefalopatia hipertensiva e disfunção vascular cerebral focal. [16]

⟊ Doença cerebrovascular assintomática, que ainda não produziu sintomas cerebrais ou retinianos, mas causou algum dano vascular demonstrável.

⟊ Doença cerebrovascular focal que engloba:

- Ataque isquémico transitório : quadro clínico resultante da interrupção focal ⍾transitória da circulação cerebral, sem causar necrose e resultando em défice neurológico durante menos de 24 horas.

- Enfarte cerebral: uma condição neurológica que ocorre quando uma área específica do cérebro morre devido a uma falta de fornecimento de sangue, em resultado de um coágulo que bloqueia o lúmen da artéria.

- Hemorragia intracerebral.

- Hemorragia subaracnoideia: é o quadro clínico resultante do extravasamento de sangue para o espaço subaracnoideu ou leptomeníngeo. A segunda causa mais comum são os aneurismas arteriais congénitos e adquiridos.

⟊ Demência vascular: qualquer condição que progrida com deterioração global das funções intelectuais e seja secundária a lesões no parênquima cerebral devido a alterações de origem vascular. Esta doença ocorre em 20 de todos os doentes com doenças cerebrovasculares e é responsável por 15-25% de todas as demências.

⟊ Encefalopatia hipertensiva: síndrome aguda que se apresenta com hipertensão arterial grave, que excede o limite superior da autorregulação. É uma consequência aguda ou subaguda de hipertensão grave, uma perturbação cerebral potencialmente reversível.

De acordo com a sua natureza, os AVC dividem-se em hemorrágicos e isquémicos[26] , sendo o AVC isquémico o mais frequente, com 70% (variação: 42-98%), seguido da hemorragia subaracnoideia (20%, 0 a 45%), da hemorragia intracerebral (10%, 0 a 29%) e da trombose cerebral (0,5 a 1%). Mais de 76% dos acidentes vasculares cerebrais são eventos primários; 85% são evitáveis. [1]

Doença cerebrovascular. Factores de risco.

Em termos gerais, a Organização Mundial de Saúde define um fator de risco como "qualquer traço, caraterística ou exposição de um indivíduo que aumenta a sua probabilidade de sofrer uma doença ou lesão". Os estudos epidemiológicos mostram que a ocorrência de muitas das doenças que conhecemos não se dá ao acaso, mas que há muitas causas envolvidas, o que torna necessário conhecer a existência e a magnitude da associação entre essas causas e a ocorrência das doenças. [4]

A doença cerebrovascular é uma doença multifatorial que se manifesta na presença de uma combinação de factores de risco, que podem não estar todos presentes, mas que influenciam, ao longo do tempo, a probabilidade de a pessoa vir a sofrer da doença. [27,28]

O peso da doença que um fator de risco gera na população depende da sua prevalência, da força da associação do fator de risco com a doença e do seu valor preditivo. Estes factores de risco são responsáveis por uma proporção muito grande de doença cerebrovascular na população em geral. Além disso, os factores de risco reforçam-se mutuamente e ocorrem frequentemente em associação uns com os outros. [9]

Foram identificados muitos factores de risco para a doença cerebrovascular: factores de risco modificáveis bem documentados ou confirmados (hipertensão arterial, enfarte do miocárdio recente, tabagismo, anemia falciforme, ataques isquémicos transitórios anteriores, estenose carotídea assintomática, hipercolesterolemia, consumo de álcool, inatividade física, obesidade, factores dietéticos, hiperinsulinemia e resistência à insulina), factores potencialmente modificáveis (diabetes mellitus, hemocistinemia, estados de hipercoagulabilidade, hipertrofia ventricular esquerda, infecções, enxaqueca e processos subclínicos), factores de risco não modificáveis (idade, sexo, factores hereditários, etnia, localização geográfica e nível sociocultural), factores de risco menos documentados e potencialmente modificáveis (algumas doenças cardíacas, uso de contraceptivos orais e uso de drogas) e factores de risco não modificáveis (estação do ano e clima). [3]

É importante detetar os doentes com factores modificáveis porque, embora estes não possam ser tratados, identifica os indivíduos de alto risco nos quais a coexistência de factores modificáveis exige o seu controlo vigoroso e são candidatos a outras terapêuticas preventivas. Por isso, são distinguidos dentro dos factores modificáveis mais comuns: [9]

Hipertensão arterial: A hipertensão arterial é uma condição em que a pressão arterial está constantemente elevada, com valores iguais ou superiores a 140 milímetros de mercúrio (mmHg) de pressão sistólica e 90 mmHg de pressão diastólica. É também considerada uma doença evitável, classificada como um fator de risco para as doenças cardiovasculares, que são as principais causas de mortalidade a nível mundial. Esta patologia danifica as artérias perfurantes responsáveis pela circulação cerebral, que se separam num ângulo de noventa graus das artérias do círculo arterial cerebral. [29] A hipertensão arterial, que produz altas taxas de mortalidade em países com transição epidemiológica, revela-se um diagnóstico importante e comum dentro das doenças coronárias, além de ter impacto no acidente vascular cerebral (AVC), que é outra causa comum de morte e outras que têm impacto na qualidade de vida das pessoas. [30]

É o principal fator de risco que desencadeia a doença cerebrovascular e, a nível mundial,[29] está presente na maioria dos doentes com doença cerebrovascular isquémica e nos indivíduos com hemorragia intracraniana[31] , em que a forma maligna da hipertensão arterial é o antecedente frequente (78% a 88%) .[26]

O risco de AVC é 4 a 6 vezes maior nas pessoas com tensão arterial elevada. [4] A prevalência da hipertensão arterial aumenta com a idade e o risco de AVC aumenta proporcionalmente com o aumento da pressão arterial. [32] A pressão arterial elevada é uma das doenças crónicas responsáveis por metade das mortes por ataques cardíacos e patologias cardíacas. Em números, é a doença neurológica mais comum em todo o mundo, afectando mais de 5% das pessoas com mais de 60 anos. [29]

Mais de 70% dos doentes apresentam uma pressão arterial sistólica superior a 140 mmHg e mais de 20% acima de 180 mmHg, o que está relacionado com um mau prognóstico. Semanas antes do AVC hemorrágico, há um aumento da pressão arterial em comparação com os doentes que desenvolvem um AVC isquémico, nos quais a pressão arterial é mais elevada do que nos doentes que desenvolvem um AVC isquémico. (33) O controlo deficiente da pressão arterial é o fator de risco atribuível à população mais importante para a doença cerebrovascular, incluindo o AVC hemorrágico (58%) e isquémico (50%), a doença cardíaca isquémica (55%) e outras formas de doença cerebrovascular (58%). [34]

O controlo da pressão arterial elevada conduziu a uma redução significativa dos casos de doença cerebrovascular. Foi demonstrado que reduções de 10 mm Hg na pressão arterial sistólica e de 5 mm Hg na pressão arterial diastólica estão associadas a uma redução de 30-40% no risco de doença cerebrovascular, respetivamente, o que faz com que o controlo adequado da pressão arterial seja um dos principais elementos na prevenção de novos eventos de ataques isquémicos transitórios e mesmo de acidentes vasculares cerebrais isquémicos.

Tabagismo: O consumo de tabaco é o maior fator de risco evitável a nível mundial. É também um fator de risco para 6 das 8 principais causas de morte a nível mundial e é responsável por 1 em cada 6 mortes por doenças não transmissíveis. O principal componente psicoativo do tabaco é a nicotina, uma substância que actua no sistema nervoso central gerando alterações bioquímicas responsáveis pela dependência. [35] O fumo do tabaco contém mais de 7000 substâncias químicas tóxicas, incluindo o monóxido de carbono, o formaldeído, o arsénico e o cianeto. Estas substâncias químicas são transferidas dos pulmões para a corrente sanguínea, alterando e danificando as células de todo o corpo. As alterações causadas por estes químicos podem aumentar o risco de AVC. O consumo de tabaco tem muitos efeitos no organismo, incluindo o espessamento do sangue, o aumento do risco de coágulos sanguíneos e de estreitamento das artérias e a restrição do oxigénio no sangue. [36] O tabagismo pode contribuir para o aumento dos níveis sanguíneos de fibrinogénio e de outras substâncias pró-coagulantes. [37]

O doente com um consumo de 20 cigarros/dia tem seis vezes mais probabilidades de sofrer um AVC do que um não fumador. [36] O risco para os fumadores de <20 cigarros/dia é de 3,3% em relação aos não fumadores, enquanto para os fumadores de >20 cigarros/dia o risco é de 5,66%. [9]

Nos últimos anos, o termo "fumador passivo" foi cunhado para descrever as pessoas que entram em contacto com os fumadores e sofrem os efeitos nocivos do tabaco. Normalmente, 15% do fumo dos cigarros é inalado pelo fumador, enquanto 85% é disperso no ar; este fumo contém até três vezes mais nicotina e alcatrão e cinco vezes mais monóxido de carbono. Verificou-se que os não fumadores expostos ao fumo durante uma hora inalam o equivalente a três cigarros. [38]

O consumo de cigarros está associado a um risco acrescido de todos os subtipos de eventos cerebrovasculares. Foi comunicada uma forte relação dose-resposta tanto para o AVC isquémico como para a hemorragia subaracnoideia. [35] O risco de hemorragia subaracnóidea está associado a uma maior incidência de aneurismas intracerebrais nos fumadores. O tabagismo pode também danificar as paredes das pequenas artérias cerebrais, favorecendo as hemorragias intraparenquimatosas. A utilização de cigarros electrónicos, devido ao seu teor de nicotina, está também associada a um aumento do risco de eventos vasculares, embora o risco seja provavelmente inferior ao do consumo de cigarros convencionais. (39) O risco relativo de doença cerebrovascular para os fumadores é de 1,51, sendo mais elevado para as mulheres do que para os homens. [38] O risco de AVC é reduzido quando se deixa de fumar. Os fumadores activos têm um risco mais elevado de AVC do que os ex-fumadores e esta diferença é maior nas mulheres. Estima-se que, no prazo de um ano após deixar de fumar, o risco de AVC é reduzido para metade e, no prazo de cinco anos, o risco é igualado. A cessação do tabagismo como medida de prevenção secundária após um AVC ou evento vascular também demonstrou ser benéfica. Dislipidemias: A dislipidemia está epidemiologicamente associada a doenças vasculares. As dislipidemias ou hiperlipidemias são perturbações metabólicas dos níveis de lípidos no sangue, caracterizadas por um aumento dos níveis de colesterol e das concentrações de triglicéridos ou também chamadas hipertrigliceridemia. [39] Níveis elevados de triglicéridos e níveis baixos de colesterol HDL (colesterol HDL) são considerados factores de risco de doença coronária e de acidente vascular cerebral isquémico. [4]

Muitos estudos demonstraram a sua associação com a aterosclerose, desencadeando depósitos lipídicos; processos bioquímicos que formam placas ateroscleróticas no interior dos vasos arteriais, que podem obstruir parcial ou totalmente um ou mais vasos. Estas perturbações são responsáveis por uma grande parte dos casos de enfarte agudo do miocárdio e de acidente vascular cerebral. [40]

A incidência de doenças cerebrovasculares está relacionada com os níveis plasmáticos de colesterol, colesterol de lipoproteínas de baixa densidade (LDLc), triglicéridos e colesterol de lipoproteínas de alta densidade (HDLc), especialmente em indivíduos com mais de 65 anos de idade. [41] Vários estudos mostram uma associação entre níveis elevados de colesterol total e de colesterol LDL (LDLc) e um maior risco de acidente vascular cerebral isquémico. Os triglicéridos elevados aumentam o risco de AVC em 10%. [42]

Alcoolismo: Existe uma relação clara entre o consumo excessivo de álcool e o risco de AVC. Neste caso, a relação entre a quantidade de álcool consumida e o risco de AVC não é linear, como acontece com o tabagismo. O consumo excessivo de álcool está principalmente associado a um risco acrescido de hemorragia intracerebral. Esta associação pode estar relacionada com o aumento dos níveis de pressão sanguínea, com a redução da pressão sanguínea no cérebro e com a redução do risco de hemorragia intracerebral. agregação plaquetária e com o aumento da secreção de activadores do plasminogénio pelas células endoteliais, observados nos consumidores intensivos de álcool. Por outro lado, o consumo de grandes quantidades de álcool em curtos períodos de tempo está associado ao desenvolvimento de arritmias cardíacas, incluindo fibrilhação auricular, que podem ser responsáveis por acidentes vasculares cerebrais isquémicos cardioembólicos. [39] O consumo de álcool superior a 60g/dia é um fator de risco para todos os tipos de AVC. No entanto, parece haver provas de que as pessoas que consomem menos de 24g/dia têm um menor risco de AVC do que as abstémias.(4) Inatividade física e obesidade: A inatividade física tem vindo a aumentar a nível mundial. A maior parte dos doentes que desenvolvem um AVC têm em comum a falta de atividade física e um elevado nível de sedentarismo antes do AVC, o que está associado a piores resultados após o AVC em termos de idade do primeiro evento vascular agudo, grau de disfunção motora e neurocognitiva, bem como recuperação e recorrência do AVC. As pessoas que sofreram um AVC têm um estilo de vida mais sedentário, o que pode estar relacionado com uma menor aptidão cardio-respiratória, depressão, mobilidade limitada, menor participação social e má qualidade de vida. [43] Existe uma relação inversa significativa entre a atividade física e o risco de AVC (isquémico e hemorrágico), tanto nos homens como nas mulheres. [9] A obesidade, definida como um índice de massa corporal (IMC) > 30 kg/m2, é um fator de risco estabelecido para as doenças cardiovasculares e o AVC. [39] Atualmente, de acordo com a Classificação Internacional de Doenças da Organização Mundial de Saúde, a obesidade é definida como um armazenamento anormal ou excessivo de gordura, secundário a uma variedade de causas, incluindo desequilíbrio energético, medicamentos e patologia genética. [44] A obesidade central, medida pelo perímetro da cintura (> 102 cm nos homens e > 88 cm nas mulheres), está mais relacionada com o risco vascular do que a obesidade central (> 102 cm nos homens e > 88 cm nas mulheres). A obesidade geral, medida pelo IMC 31, é normalmente incluída na definição de síndrome metabólica. No estudo INTERSTROKE, uma relação cintura-quadril mais elevada foi significativamente associada ao risco de AVC isquémico e hemorrágico.(39) Factores dietéticos: A dieta desempenha um papel importante na saúde cerebrovascular. Uma dieta saudável ajuda a controlar e a evitar factores de risco vascular, como a hipertensão arterial e a dislipidemia. Estas intervenções dietéticas podem reduzir o risco de AVC até cerca de 19%. O consumo (Grécia - estudo ATTICA) de cereais, peixe e azeite foi associado a um baixo risco de doença cerebrovascular, enquanto os doces, a carne vermelha, o queijo, a margarina e os frutos secos salgados aumentaram o risco. Os acidentes vasculares cerebrais podem ser prevenidos através da redução da ingestão de sal e do aumento do consumo de fruta e legumes, tais como alimentos integrais, cereais com fibras e peixe gordo, confirmando estes resultados sobre a influência da dieta no acidente vascular cerebral.(27)Diabetes mellitus tipo 2: O papel da diabetes mellitus como fator de risco está claramente demonstrado na doença cerebrovascular. [45] A diabetes mellitus tipo 2 e a pré-diabetes estão associadas a um aumento do risco vascular em paralelo com o grau de hiperglicemia e a falta de um bom controlo metabólico.[46] Existem múltiplos mecanismos pelos quais a diabetes pode levar ao desenvolvimento de AVC. Estes incluem o aumento da rigidez arterial numa idade precoce, a inflamação sistémica e o espessamento da membrana capilar, que, em conjunto, conduzem a uma disfunção endotelial vascular subsequente. A função desta camada endotelial é de grande importância para a manutenção da integridade estrutural, bem como para o controlo vasomotor. Uma das substâncias que contribui para a vasodilatação e cuja disponibilidade reduzida pode causar disfunção endotelial e desencadear uma cascata de aterosclerose é o óxido nítrico. Por exemplo, a vasodilatação mediada pelo óxido nítrico está alterada nas pessoas com diabetes, possivelmente devido a um aumento da inativação do óxido nítrico ou a uma diminuição da reatividade do músculo liso ao óxido nítrico. As pessoas com diabetes tipo II têm artérias mais rígidas e menos elásticas do que as pessoas com níveis normais de glucose. É frequente observar-se um aumento da resposta inflamatória nas pessoas com diabetes, e a inflamação desempenha um papel importante no desenvolvimento da placa aterosclerótica. A proteína C-reactiva, as citocinas e a adiponectina são os principais marcadores séricos da inflamação. Um nível baixo de adiponectina também tem sido associado ao AVC. O AVC é duas a seis vezes mais frequente em pessoas com diabetes mellitus do que na população sem diabetes mellitus. [4] Cerca de 60-70% das pessoas que sofrem um AVC têm uma história de diabetes mellitus tipo 2 ou pré-diabetes 7,8, que por sua vez estão associadas a um risco acrescido de recorrência isquémica. [46] Um doente diabético, homem ou mulher, tem um risco relativo para qualquer tipo de doença cerebrovascular que varia entre 1,6 e 3.[45,47] Foi demonstrado que o risco de AVC tromboembólico nos homens diabéticos é duas vezes superior ao dos homens não diabéticos, independentemente de outros factores de risco. Os diabéticos de tipo 2 correm um risco mais elevado do que os diabéticos de tipo 1. A coexistência de diabetes e de tensão arterial elevada aumenta a frequência das complicações diabéticas, incluindo a doença cerebrovascular. [47] A deteção precoce, a prevenção e o tratamento reduzem significativamente o desenvolvimento do AVC. Outros factores de risco, como a obesidade e a hipertensão arterial, estão frequentemente presentes nas pessoas com diabetes, aumentando ainda mais o risco de AVC. [4]

Fibrilhação auricular: A fibrilhação auricular é a arritmia cardíaca sustentada mais comum em humanos[48] e é a principal causa embólica de acidente vascular cerebral isquémico. [49] Trata-se de uma taquiarritmia supraventricular caracterizada por uma ativação atrial desorganizada com consequente comprometimento da função mecânica. fibrilação atrial. Cerca de 20-30% de todos os acidentes vasculares cerebrais são devidos a fibrilhação auricular. Um número crescente de doentes com AVC é diagnosticado com fibrilhação auricular paroxística ou "silenciosa". A complicação mais importante da fibrilhação auricular é o enfarte cerebral (embolia cerebral). A incapacidade de contração eficaz da aurícula pode originar coágulos na aurícula. Se estes se desprenderem, podem deslocar-se através dos vasos sanguíneos do corpo. É responsável por um em cada seis eventos cerebrovasculares. O risco de AVC aumenta quando a fibrilhação auricular é combinada com outros factores de risco, como a tensão arterial elevada e a arteriosclerose. A fibrilhação auricular não está diretamente associada ao AVC hemorrágico, mas pode ocorrer transformação hemorrágica no enfarte cerebral. Ocorre em 6% dos casos com elevada mortalidade. [48]

A patogénese da isquémia cerebral devida à fibrilhação auricular baseia-se na estase sanguínea na aurícula esquerda e na consequente formação de trombos, seu desprendimento e embolismo para pequenas artérias do cérebro. [49] Assim, os factores de risco não modificáveis ou marcadores de risco são: [9] Idade: Com a idade avançada, a reserva funcional e cognitiva do indivíduo deteriora-se. A idade avançada aumenta a probabilidade de doença cerebrovascular e de comorbilidades como a hipertensão, a diabetes, a dislipidemia e a obesidade.[8] Está bem documentado que, por cada década após os 50 anos de idade, o risco de doença cerebrovascular duplica.[1] A idade é o principal fator de risco não modificável, a incidência de AVC aumenta exponencialmente com a idade e é mais elevada nas pessoas com mais de 65 anos, que são responsáveis por 7 em cada 8 mortes por doença cerebrovascular. Pode afirmar-se que a incidência de AVC duplica a cada década após os 55 anos e que mais de 70% dos AVC ocorrem após os 65 anos. [32]

Género: As mulheres são desproporcionadamente afectadas pelo AVC, tanto em termos de mortalidade como de morbilidade. A evidência clínica de modelos experimentais mostra o papel principal das hormonas gonadais, especificamente o estrogénio, que é um neuroprotector, razão pela qual os homens têm mais AVC na juventude, mas depois de entrarem no período da menopausa o risco é muito mais elevado nas mulheres,[50] o que torna mais provável que as mulheres morram da doença mais tarde na vida. [5] O AVC nas mulheres é evidenciado pela pré-eclampsia, pelos contraceptivos orais, pela menopausa e pela reposição hormonal. A síndrome metabólica, a obesidade, a fibrilhação auricular e a enxaqueca com aura também contribuem como factores de risco, pelo que o perigo de isquemia cerebrovascular, tanto extracraniana como intracraniana, exige um controlo rigoroso destes factores. As mulheres podem ter um p e r f i l de apresentação clínica ligeiramente diferente do dos homens, o que provoca um atraso no diagnóstico e, por sua vez, pode levar a um atraso no tratamento, reduzindo a possibilidade de um prognóstico favorável. [2]

Uma em cada 5 mulheres terá um AVC, cerca de 55 000 mulheres a mais do que homens têm um AVC todos os anos e é a quarta principal causa de morte nas mulheres (mais de 80 000 mulheres morrem todos os anos), sendo as mulheres de raça negra as que têm maior prevalência.(27) Factores hereditários: Uma história familiar de AVC está associada a um risco acrescido de AVC. Este pode estar relacionado, por um lado, com uma série de factores genéticos predisponentes e, por outro, com a partilha de determinados factores ambientais, culturais ou sociais. [5]

As trombofilias são as doenças hereditárias mais comuns associadas a eventos cerebrovasculares. A hiperhomocisteinémia é a mais frequentemente associada a estas doenças, devido à sua associação com estados de hipercoagulabilidade. A homocisteína é um aminoácido essencial derivado do metabolismo da metionina, que é metabolizado por duas vias: a remetilação, em que a metionina é recuperada da homocisteína, com necessidade de vitamina B12, e a trans-sulfuração, que permite a síntese de cisteína, cuja elevação pode levar a danos nas células neuronais por toxicidade e causar danos vasculares, efeitos pró-trombóticos e stress oxidativo. Os aneurismas cerebrais são lesões das artérias que provocam a fraqueza e a dilatação de um segmento da artéria. Ocorrem geralmente na bifurcação do polígono de Wills e a sua rutura pode levar a hemorragias subaracnóideas e, por conseguinte, a complicações neurológicas graves. Foi demonstrado que são lesões de primeiro grau herdadas de forma autossómica e foram associadas a alterações no gene que codifica a óxido nítrico sintase, que é expressa no endotélio e funciona como um potente vasodilatador endógeno. [24]

Educação para a saúde.

Os cuidados de saúde primários têm sido apresentados como um conglomerado de valores e princípios centrados na obtenção de uma melhor saúde da população, acessível a todos os indivíduos e famílias da comunidade, com a sua plena participação e a um custo acessível.

De acordo com a Organização Mundial de Saúde, a educação para a saúde compreende um conjunto de oportunidades de aprendizagem teórico-prática com o objetivo de alcançar o desenvolvimento de competências que promovam a saúde da população[51] , é a disciplina responsável por orientar e organizar processos educativos com o propósito de influenciar positivamente os conhecimentos, práticas e costumes dos indivíduos e comunidades em relação à sua saúde. É uma área que tem registado um crescimento recente no terreno, posicionando-se como uma das principais estratégias de promoção. [52]

A Educação para a Saúde é atualmente considerada como o processo educativo que visa promover e educar sobre factores que têm impacto na população em geral e em cada indivíduo em particular. Não se trata apenas de ensinar comportamentos, mas de motivar a mudança para criar comportamentos saudáveis.

O objetivo da educação para a saúde é fazer da saúde um bem coletivo, formando a população para que possa contribuir para a sua saúde de forma participativa e responsável, alterando comportamentos nocivos e consolidando comportamentos saudáveis, pelo que a educação para a saúde se baseia na Promoção da Saúde e na prevenção da doença, para melhorar os determinantes da saúde de toda a população e permitir a aprendizagem de hábitos de vida saudáveis.

As actividades para o conseguir têm uma base científica e metodologias, técnicas e ferramentas didácticas específicas para gerar um processo educativo, algumas delas são através da educação personalizada individual, ou em grupo e para abranger um maior número de indivíduos gerando processos educativos para grupos populacionais, algumas delas são: sessões educativas, workshops, orientação, aconselhamento, actividades lúdicas, grupos de autoajuda, entre outros.[53]

As intervenções de saúde pública são um conjunto de estratégias ou acções colectivas destinadas a proteger e promover a saúde das comunidades ou populações. Cada intervenção deve ter uma conceção, uma execução e uma avaliação dos resultados. Os resultados de cada intervenção estão relacionados com múltiplas variáveis sociais, económicas, políticas, culturais e organizacionais. [51]

A prevenção e o tratamento do AVC requerem intervenções complexas que incidam em múltiplos domínios (fisiológico, psicológico, social e ambiental) para visar o comportamento humano e o controlo dos factores de risco vascular. [54]

A educação para a saúde e a promoção da saúde estão intimamente ligadas, sendo a educação para a saúde um instrumento e um veículo que, quando desenvolvido e implementado, pode ser utilizado para promover a saúde. Atualmente, a promoção da saúde tornou-se um exercício que envolve educação, formação, investigação, legislação, coordenação de políticas e desenvolvimento comunitário. [52]

Os conhecimentos, os hábitos e a influência social são determinantes da saúde com um elevado potencial de modificação; se se considerar que os conhecimentos influenciam as atitudes que conduzem a mudanças na saúde, a estratégia seria desenvolver planos e programas de intervenção sobre os factores de risco. [55]

A ação em massa sobre os factores relacionados com o estilo de vida é o meio mais eficaz em termos de custos para a prevenção de doenças. [54]

Nesta pesquisa, foi realizada uma intervenção educativa, pois é o processo que possibilita receber informações, produzir conhecimentos sobre determinadas questões de saúde e promover a reflexão. Para além disso, estimula a promoção de hábitos saudáveis, previne doenças e melhora a qualidade de vida, sendo um pilar fundamental dos cuidados de saúde. Constitui um recurso adequado para conseguir mudanças nos estilos de vida, principalmente numa idade precoce.

CONCEPÇÃO METODOLÓGICA

Foi realizado um estudo de intervenção quasi-experimental para avaliar o impacto de um programa educativo sobre os factores de risco de doença cerebrovascular na clínica 11, Manuel Piti Fajardo, Santo Domingo, de janeiro a dezembro de 2023. Foi selecionada uma amostra de 35 pacientes da população de 50-60 anos dispensada na clínica 11 como estando em risco de doença cerebrovascular por amostragem não probabilística por critérios.

Critérios de inclusão:

✓ Ter mais de 2 factores de risco para doença cerebrovascular.

✓ Consentimento para participar na investigação.

Critérios de exclusão:

✓ Pacientes que não concordam em participar.

✓ Doentes com deficiências mentais.

Métodos e técnicas de recolha de dados.

Para a coleta das informações, primeiramente foi explicado aos participantes em que consistia o estudo e elaborado um termo de consentimento livre e esclarecido para sua aprovação (Anexo 1). De seguida, foi utilizado um questionário para o efeito, que foi aplicado a cada doente pelo autor desta investigação (Anexo 2), onde foram recolhidos dados gerais do doente, história de doenças crónicas, hábitos tóxicos e uma base de dados com as variáveis de interesse.

Além disso, foi aplicado um questionário (Anexo 3) em duas partes, a Parte I para avaliar os conhecimentos sobre os tipos de doença cerebrovascular e a Parte II para avaliar os conhecimentos sobre os factores de risco da doença cerebrovascular, antes e durante o estudo, e a Parte II para avaliar os conhecimentos sobre os factores de risco da doença cerebrovascular, antes e depois do estudo. após o programa educativo (Anexo 5). Com base nas necessidades identificadas e nos factores de risco presentes nos doentes, foi concebido e implementado um programa, após coordenação com os participantes para estabelecer as datas e horários mais convenientes para o seu desenvolvimento, que foi realizado com base nos programas educativos das teses de especialidade do Dr. José Silva e da Dra. Susana Consuegra, que foram adaptados de acordo com os nossos objectivos, para comparar os conhecimentos sobre os tipos de doença cerebrovascular e os factores de risco destas doenças, tendo sido atribuída uma nota com base no guia de revisão (Anexo 4). Além disso, foi avaliada a variação de alguns factores de risco após a intervenção educativa, através da aplicação de uma ficha (Anexo 6) antes e depois do programa educativo, que foi preenchida pelo autor desta intervenção, onde se mediu a tensão arterial e se recolheram amostras para determinar o valor da glicemia. O Programa Educativo "O AVC no Século XXI" foi constituído por 10 actividades com uma duração de 45 a 90 minutos cada sessão.

Análise estatística.

Os dados obtidos foram registados numa folha de cálculo do Microsoft Excel. Posteriormente, o tratamento estatístico foi efectuado com recurso ao SPSS ("Statistical Package for Social Sciences") versão 22 para Windows. Foram utilizadas técnicas de análise de acordo com o desenho do estudo: qui-quadrado e teste t de Student.

As análises foram efectuadas de acordo com o critério (teste t de Student): Se $p > 0,01$ Não há diferença significativa antes do que depois. Se $p < 0,01$, existe uma diferença significativa entre o antes e o depois. Foi fixado um nível de fiabilidade de 99 %.
As análises foram efectuadas de acordo com o critério (qui-quadrado):
Se $p > 0,00$ Nenhuma diferença significativa antes do que depois Se $p < 0,05$ Diferença significativa antes do que depois.
Foi fixado um nível de fiabilidade de 95 %.
Operacionalização das variáveis:

✓ Idade: Idade em anos no momento da investigação.
50 - 54 anos

55 - 60 anos

✓ Sexo: de acordo com o sexo biológico de pertença.
Feminino Masculino
✓ Factores de risco de doença cerebrovascular:

• Doença cardíaca isquémica: antecedentes patológicos pessoais de doença cardíaca isquémica.

• História de doença cerebrovascular: história de doença cerebrovascular anterior.

• Tabagismo: é a dependência do tabaco, causada principalmente pela nicotina.
• Diabetes Mellitus
• Hipertensão arterial.

No caso dos factores controláveis (Diabetes Mellitus e Hipertensão Arterial) para comparação antes e depois da intervenção foram considerados de acordo com os critérios:

• Diabetes Mellitus:

Controlada: níveis de glucose no sangue capilar 6,1 - 8,8 mmol/l.
Não controlada: níveis de glucose no sangue capilar superiores a 10 mmol/l.

• Tensão arterial elevada:

Controlada: um doente cuja tensão arterial foi inferior a 140/90 mmHg em todas as leituras da tensão arterial ao longo de um ano (pelo menos 4).

Não controlado: um doente cuja tensão arterial tenha sido inferior a 60% de 140/90 mmHg ou superior durante um período de um ano.

✓ Conhecimentos sobre os tipos de doenças cerebrovasculares.
Adequado: Quando se obtém uma pontuação superior a 70 pontos na Parte I do questionário sobre doenças cerebrovasculares.

Inadequado: Quando se obtém uma pontuação inferior a 70 pontos na Parte I do questionário sobre doenças cerebrovasculares.

✓ Conhecimento dos factores de risco das doenças cerebrovasculares.

Adequado: Quando se obtém uma pontuação superior a 70 pontos na Parte II do questionário sobre o conhecimento dos factores de risco das doenças cerebrovasculares.

Inadequado: Quando se obtém uma pontuação inferior a 70 pontos na Parte II do questionário sobre o conhecimento dos factores de risco das doenças cerebrovasculares.

RESULTADOS

A Tabela 1 mostra um predomínio de pacientes na faixa etária de 55 - 60 anos com 24 pacientes representando 68,6 % da população estudada, e em termos de sexo, a maior percentagem foi do sexo masculino com 54,3 % do total. No que diz respeito aos factores de risco (Tabela 2), verificou-se que o fator de risco com maior percentagem foi a hipertensão arterial, com 30 doentes (85,7%). A segunda causa mais frequente foi a diabetes mellitus com 18 doentes (51,4 %) e o tabagismo com 12 doentes (34,3 %). No caso da hipertensão arterial, o sexo masculino predominou com 45,7%. Estatisticamente a variável sexo é independente dos factores de risco, ou seja, os factores de risco têm um comportamento semelhante para ambos os sexos (p = 0,583).O Programa Educativo "AVC no século XXI" foi constituído por 10 actividades, com uma frequência semanal. No seu desenvolvimento foram utilizados diferentes meios de comunicação: banners, quadro negro, audiovisuais, folhetos, glucómetro. A avaliação dos conhecimentos sobre os factores de risco das doenças cerebrovasculares antes e depois da aplicação do Programa Educativo (Tabela 3) mostrou que, antes da intervenção, a maioria dos doentes tinha conhecimentos inadequados, 27, para 77,1%. Após a aplicação do Programa Educativo, verificou-se um aumento dos conhecimentos dos doentes sobre os diferentes tipos de AVC, com 82,8% (29 doentes) e apenas 6 doentes tinham conhecimentos inadequados (17,1%). Na tabela 4, ao comparar o conhecimento dos fatores de risco para doença cerebrovascular antes e após a intervenção, observou-se que antes da aplicação do Programa Educativo, a maioria apresentava conhecimento inadequado (62,8%), e após a intervenção, apenas 4 pacientes do total apresentavam conhecimento inadequado. representado por 11,4 %, o que demonstrou um elevado aumento de informação dos pacientes deste estudo. Com uma alta significância estatística (p = 0,002). Quando analisamos a tabela 5 de acordo com os pacientes com hipertensão controlada e não controlada, mostrou que 19 pacientes tinham hipertensão não controlada (54,3 %). Após a aplicação do Programa Educativo, apenas 5 doentes apresentavam hipertensão não controlada (14,3 %). Estes resultados foram altamente significativos (p = 0,000). De acordo com a tabela 6, antes do Programa Educativo, 23 pacientes tinham o hábito de fumar, o que representava 65,7%, e houve um aumento do número de pacientes não fumadores após a intervenção, 16 pacientes para 45,7%. Comparando a amostra de doentes com Diabetes Mellitus controlada e não controlada (Tabela 7), verificou-se que 10 doentes tinham a sua doença de base controlada antes da implementação do Programa Educativo, o que representava 28,6 %, tendo-se verificado um aumento de 45,7 % (16 doentes) de doentes controlados após a aplicação do Programa Educativo. Resultados com elevada significância estatística (p= 0,003)

DISCUSSÃO

Em estudos realizados em pacientes diagnosticados com doença cerebrovascular em diferentes partes de Cuba, o sexo masculino é o que apresenta a maior incidência desta entidade: Piloto Cruz e colaboradores[12] constatam que na população internada no hospital militar central de junho de 2017 a junho de 2018 com diagnóstico de doença cerebrovascular 58.7% são homens; no Hospital "Comandante Pinares", na província de Artemisa, entre 2016 e 2018, verificou-se no serviço de terapia intensiva que 56% dos pacientes admitidos por doença cerebrovascular eram do sexo masculino[16] e em Consolación del sur em um estudo publicado por Linares Río M, Pérez López H, Frances Acosta Y, 78% dos pacientes diagnosticados com doença cerebrovascular eram do sexo masculino[17] , Nos nossos resultados, onde trabalhámos com doentes em risco de doença cerebrovascular, é notório o predomínio da população masculina, o que coincide com o que outros autores indicam ser a maior incidência de doença cerebrovascular, pelo que é fundamental desenvolver actividades para consciencializar os doentes do seu risco e fazê-los participar na redução destes factores.Nossos resultados foram semelhantes aos do estudo realizado por Pérez Rodríguez e colaboradores[56] durante 2018, no consultório médico 47 pertencente à Policlínica Universitária Hermanos Cruz de Pinar del Río, 63,0 % da amostra pertencia ao sexo masculino. Concordamos com Botero Botero e colaboradores[8] num estudo observacional descritivo transversal em adultos mais velhos com factores de risco para doença cerebrovascular num centro gerontológico em Medellín, entre 2017-2020, pode ser visto que a maioria dos adultos mais velhos neste centro são homens (51,4%). Discordamos do estudo realizado por Rico Loaiza e colaboradores[22] , no Lar de Idosos do município de Caracolí, verificaram que 94,4 % das mulheres tinham factores de risco para o aparecimento de doença cerebrovascular.No estudo de Fuentes González e Pirazán Vergara[6] 57,1 % dos pacientes que frequentam a consulta crónica, Hospital San Antonio de Soatá pertencem ao sexo feminino e 42,8 % são homens. Autores como Fonte Medina e colaboradores[41] no estudo no Serviço de Laboratório Clínico do Hospital Geral de Ensino "Abel Santamaría Cuadrado" Pinar del Río, durante o período 2013 - 2014 há uma grande predominância de mulheres 61 % com mais de dois fatores de risco para doença cerebrovascular em comparação com os homens. De acordo com a literatura, a hipertensão arterial é o fator de risco mais importante tanto para a isquémia cerebral como para a hemorragia cerebral; é o desencadeante da doença cerebrovascular em 75% dos casos, sendo por isso o mais comum e o mais importante[47] . Os nossos resultados estão de acordo com Córdova López[55] no seu estudo, a Hipertensão Arterial com 75,00 % e a Diabetes Mellitus (73,50 %). Concordamos com o estudo de Fuentes González e Pirazán Vergara[6] em pacientes atendidos na consulta crónica do Hospital San Antonio de Soatá, a patologia mais relevante é a hipertensão arterial, presente em 10 entrevistados, o que corresponde a 71,4%. Botero Botero[8] , no seu estudo entre 2017-2020 sobre os factores de risco de doença cerebrovascular num centro gerontológico de Medellín, mostra que os factores de risco mais representativos para sofrer um AVC são o IMC >= 25 com 75,7%.%, seguido da hipertensão arterial (67,6%) e da ausência de atividade física (48,6%). O Dr. Pérez Rodríguez e colaboradores[56] , na sua investigação, destacam o sedentarismo (61,5%), a hipertensão arterial (44,6%), o tabagismo (23%), por esta ordem. Nos nossos resultados, encontramos alguns pontos em comum em relação aos factores de risco indicados por estes autores, mas diferimos na sua frequência, pois predominou a hipertensão arterial e numa percentagem superior à encontrada nestas duas populações.Uma vez implementado o programa educativo, verificou-se um aumento dos conhecimentos sobre os factores de risco para as doenças cerebrovasculares, resultado que coincide com o de Córdova López[55] em Cuenca, Equador, 38,64% dos participantes antes da intervenção não reconheciam que doenças como a Diabetes Mellitus e a Hipertensão Arterial são factores de risco para o AVC, após a intervenção educativa esta percentagem foi reduzida para 16%. O programa educativo não só aumentou o conhecimento sobre os tipos de doenças cerebrovasculares e os seus factores de risco, como também motivou uma mudança de comportamento favorável ao controlo da hipertensão arterial e da diabetes mellitus.A aplicação do Programa Educativo na Clínica 11, Policlínica Manuel Piti Fajardo, nos pacientes da amostra, aumentou o seu conhecimento sobre os diferentes tipos de doenças cerebrovasculares e os seus factores de risco e modificou o seu comportamento a favor de uma melhor educação para a saúde. A intervenção alcançou uma mudança positiva significativa no comportamento dos factores de risco para o desenvolvimento de doença cerebrovascular nos pacientes, tais como: Hipertensão Arterial, Diabetes Mellitus e tabagismo.Após a sua implementação, o Programa Educativo teve uma influência positiva nos conhecimentos, práticas e hábitos dos pacientes do estudo em relação à sua saúde. Ao mesmo tempo, permitiu que a população aprendesse hábitos de vida saudáveis. Ter dois ou três factores de risco significa que uma pessoa tem maior probabilidade de sofrer um AVC, pelo que a prevenção é de importância vital. Mais de 90% dos doentes diagnosticados com AVC agudo apresentam dois ou mais factores de risco aterogénicos, que, associados ou não a doenças crónicas não transmissíveis, desempenham um papel importante no prognóstico da doença a curto, médio e longo prazo. A identificação dos factores de risco não modificáveis é importante porque, embora não seja possível tomar medidas para a sua eliminação ou modificação, ajudam a identificar os indivíduos com risco aumentado de AVC. [56] Na opinião do autor, a alteração dos factores de risco controláveis para a doença cerebrovascular, hipertensão arterial e diabetes mellitus, bem como uma ligeira diminuição do número de fumadores, indica que a sensibilização e o envolvimento dos doentes no processo saúde-doença, gerando comportamentos positivos e saudáveis, podem influenciar os factores de risco e, por sua vez, influenciar a doença futura.

CONCLUSÕES

Na população entre os 50 e os 60 anos, classificada como de risco para doença cerebrovascular no ambulatório 11, predominam os homens e os factores que se destacam, por esta ordem, são a hipertensão arterial, a diabetes mellitus e o tabagismo. A aplicação do Programa Educativo teve um impacto favorável, uma vez que após a sua implementação se observaram mudanças favoráveis na saúde, tanto no conhecimento como no comportamento da população relativamente ao controlo e redução dos factores de risco.

RECOMENDAÇÕES

- O autor recomenda a aplicação deste Programa Educativo nas outras clínicas
da Policlínica Manuel Piti Fajardo, bem como o seu alargamento a outros
centros de saúde.

REFERÊNCIAS

1. Rivera Ramirez F, Duarte Troche MC, Tenorio Borroto E, Orozco González CN. Factores de risco de acidente vascular cerebral em adultos jovens. Rev. de Ciencias de la Salud 2020 vol.7 no.22 1-11.Disponível em: https://www.ecorfan.org/bolivia/researchjournals/Ciencias_de_la_Salud/vol7num22/Revista_Ciencias_de_la_Salud_V7_N22_1.pdf

2. Rojas N, Carbó Cisnero Y, León Guilart A. Factores de risco associados à doença cerebrovascular nas mulheres. Rev. Cubana de Medicina [Internet]. 2022 [citado 20 Fev 2024]; 61 (1) Disponível em: https://revmedicina.sld.cu/index.php/med/article/view/2542

3. Pérez Guerra LE, Rodríguez Flores O, López García ME, Sánchez Fernández M, Alfonso Arboláez LE, Monteagudo Méndez Cruz I. Knowledge of stroke and its risk factors in older adults. Ata med centre [Internet]. 2022 Mar [citado 2023 Ago 20]; 16(1): 69-78. Disponível em: http://scielo.sld.cu/scielo.php?script=sci_arttext&pid=S2709792720022000100069&lng=en. Epub 31-mar-2022.

4. Correa Villalón FA. Descrição dos factores de risco associados ao acidente vascular cerebral isquémico em pacientes atendidos no serviço médico do Hospital Regional de Huacho. Tese para a obtenção do grau de cirurgião. Faculdade de Medicina Humana;2022. Disponível em: https://repositorio.unjfsc.edu.pe/handle/20.500.14067/6445

5. Valdivielso Gómez L. "Código ictus": Atenção urgente. Tese final de licenciatura. Faculdade de Enfermagem. Universidade de Cantabria;2020. Disponível em: https://repositorio.unican.es/xmlui/bitstream/handle/10902/20085/

6. Fuentes Gonzalez N, Pirazán Vergara AV. Perceção do AVC em pacientes com doenças crónicas não transmissíveis. 2022;19(3):86-95 .Disponível em :https://doi.org/10.22463/17949831.3477

7. Gutiérrez López Y- leen, Chang Fonseca D, Carranza Zamora AJ. Evento cerebrovascular isquémico agudo. Rev. med. sinerg. [Internet]. 1 de maio de 2020 [citado em 28 de abril de 2024];5(5): e476. Disponível em: https://revistamedicasinergia.com/index.php/rms/article/view/476

8. Botero Botero LM, Pérez Pérez JM, Duque Vázquez DA, Quintero Reyes CA. Factores de risco para a doença cerebrovascular nos idosos. Rev Cubana

Med Gen Integr. 2021;37(3):1-16. Disponível em: www.medigraphic.com/cgi-bin/new/resumen.cgi?IDARTICULO=110067

9. Pérez Rodríguez MA. Conhecimento sobre Acidente Vascular Cerebral na população de Santa Cruz de La Palma: Universidade de La Laguna; 2017-2018. Tese de final de curso. Sede La Palma. 2017-2018.

10. Topacio Rodríguez MA, Ortiz Galeano I. Caraterísticas clínicas dos pacientes com acidente vascular cerebral isquêmico admitidos durante o período de janela terapêutica no Serviço de Emergência do Hospital de Clínicas. An. Fac. Cienc. Méd. (Asunción), agosto - 2022; 55(2): 18-24.

11. Molina Ramírez Y, Díaz Chalala JE, Yera Jaramillo BL, Bolufé Vilaza ME, Núñez Mora S. Comportamento da doença cerebrovascular aguda numa zona rural. Rev. inf. sci. [Internet]. 2021 ago [citado 2023 ago 20]; 100(4): e3484. Disponível em: http://scielo.sld.cu/scielo.php?script=sci_arttext&pid=S1028-99332021000400011&lng=en. Epub 24-Jun-2021.

12. Piloto Cruz A, Suarez Rivero B, Belaunde Clausell A, Castro JM. Doença cerebrovascular e seus factores de risco. Rev Cub Med Mil [Internet]. 2020 Sep [cited 2023 Aug 20]; 49(3): e568.Available from: http://scielo.sld.cu/scielo.php?script=sci_arttext&pid=S0138-65572020000300009&lng=en. Epub 25-Nov-2020

13. Calderón Sanginez J, Abanto Argomedo CS, Otiniano Sifuentes DR, Berrú Villalobos SE, Chong Chinchay K, Reyes E, Pozzi Angulo MF. Boletim Epidemiológico. Instituto Nacional de Ciências Neurológicas. N.º 1.2022 Disponível em: https://www.gob.pe/institucion/instituto-nacional-de-ciencias-neurologicas/informes-publicaciones/562151515-boletin-epidemiologico-n-01-2022-incn

14. Soto Á, Guillén Grima F, Morales G, Muñoz S, Aguinaga-Ontoso I, Fuentes-Aspe R. Prevalência e incidência do acidente vascular cerebral na Europa: revisão sistemática e meta-análise. Anales Sis San Navarra [Internet]. 2022 Abr [citado 2024 Abr 29]; 45(1): e0979. Disponível em: http://scielo.isciii.es/scielo.php?script=sci_arttext&pid=S1137-66272022000100012&lng=en.Epub 07-Nov 2022. https://dx.doi.org/10.23938/assn.0979.

15. Gamarra Insfrán JL, Soares Sanches R, Fernandes Sanches CJ. Fatores de risco associados ao acidente vascular cerebral isquêmico em pacientes atendidos em um hospital público no Paraguai. Rev. Inst. Med. Trop. [Internet]. Dez. 2020 [citado 2023 Ago 20]; 15(2): 45-52. Available from:

http://scielo.iics.una.py/scielo.php?script=sci_arttext&pid=S1996-36962020000200045&lng=en. https://doi.org/10.18004/imt/2020.15.2.45.

16. Moreira Diaz LR, Torres Ordaz A, Peña Rodriguez A, Palenzuela Ramos Y. Doença cerebrovascular em pacientes internados em terapia intensiva. Rev Ciências Médicas [Internet]. 2020 [citado: Data de acesso].24(4):e4316.Available from: http://revcmpinar.sld.cu/index.php/publicaciones/article/view/4316

17. Linares-Río M, Pérez-López H, Frances-Acosta Y. Caracterização dos factores de risco de doença cerebrovascular em pessoas com mais de 60 anos de idade. Revista Cubana de Medicina [Internet]. 2022 [citado 28 Abr 2024];61(3) Disponível em: https://revmedicina.sld.cu/index.php/med/article/view/2490
18. Anuário Estatístico da Saúde 2020. Ministério da Saúde Pública. Direção de Registos Médicos e Estatísticas de Saúde. Havana:MINSAP; 2020 (Citado em 2021).Internet:https://temas.sld.cu/estadisticassalud/ http://bvscuba.sld.cu/anuario-estadistico-de-cuba/

19. Agarica Aguilar Y, Curbelo Lopez M. Valor prognóstico da glicemia na evolução neurológica   de pacientes diabéticos com doença cerebrovascular. Rev. Cubana de Med [Internet]. Dez 2022 [citado 2024 Fev 21]; 61(4): e2708. Disponível em: http://scielo.sld.cu/scielo.php?script=sci_arttext&pid=S0034-75232022000400005&lng=en. Epub 01-Dez-2022.

20. Ruiz Mariño RA, Campos Muñoz M, Rodríguez Campos D, Chacón Reyes OD. Caraterísticas clínicas e tomográficas de pacientes com doença cerebrovascular isquémica. MEDISAN [Internet]. 2021 Jun [citado 2024 Abr 28]; 25(3): 624-636. Disponível em: http://scielo.sld.cu/scielo.php?script=sci_arttext&pid=S1029-30192021000300624&lng=en. Epub 04-Jun-2021.

21. García-Alfonso C, Martínez Reyes A,García V, Ricaurte-Fajardo A, Torres I, Coral J. Atualização sobre o diagnóstico e tratamento do AVC isquémico agudo. Univ. Med.2019;60(3). https://doi.org/10.11144/Javeriana.umed 60-3.actu
22. Rico Loaiza A, Trujillo Puerta JP, Castrillon López ND, Arango Parra V, Posada Quintero W. Conhecimento na deteção precoce de um acidente. cerebrovascular pela comunidade de risco no município de Caracolí. Trabalho de licenciatura. Faculdade de Medicina. Medellín. 2020.

23. Borja Santillán, M. A., Samaniego Gallino, J. L., Aguirre Ruilova, S. D., Prieto Ulloa, M. G. (2021). Doença cerebrovascular isquêmica e hipertensão arterial no Hospital Teodoro Maldonado Carbo. RECIMUNDO,5(Especial1),31-42. Disponível em: https://doi.org/10.26820/recimundo/5.(esp.1).nov.2021.31-42

24. Conde-Cardona G, Medrano-Carreazo JC, Parada-Artunduaga MD, et al. Doença cerebrovascular em pacientes jovens: aspectos fundamentais da literatura. Ata Neurol Colomb. 2021; 37(1): 39-48. Disponível em: https://doi.org/10.22379/24224022361

25. Nuñez Morales AM, Sanchez A. Análise Preditiva de Acidentes Cerebrovasculares em Pacientes de 18 a 65 anos do Programa de Controle Preventivo de Saúde com inteligência artificial (CSPia) com tecnologia Selvy Checkup no Período 2019-2020 no Instituto Nacional de Pesquisa de Doenças Infecto-Contagiosas (INIEICONT) Santo Domingo, República Dominicana. Projeto Final Preliminar para optar pelo grau de Doutor em Medicina. Santo Domingo, Distrito Nacional. junho de 2021. Disponível em: https://repositorio.unibe.edu.do/jspui/handle/123456789/585

26. Noya Chaveco ME, Moya González NL, Llamos Sierra N, Morales Larramendi R, Cardona Garbey DL, Filiú Ferrera JL, et al. Temas de Medicina Interna. 5 -ed. Havana: Editorial Ciencias Médicas, 2017.

27. Rojas Daza JD, Salles Rojas MC. Fatores de risco associados ao acidente vascular cerebral em pacientes adultos e idosos atendidos no serviço de emergência do Hospital Regional de Pucallpa. Tese para optar pelo título de segunda especialidade em interdisciplinaridade. Peru. 2022.

28. Psicologia. Acidente vascular cerebral (AVC): definição, tipos e tratamento [Internet]. Equipa editorial da Psyciencia. 2019. Disponível em:https://www.psyciencia.com/accidente-cerebrovascular-acv- definicao-tipos-e-tratamento/

29. Martínez-Cáceres MJ, Rubio-Duarte MC, Zambrano-Medina NA, Llanos-Redondo A, Pérez-Reyes GV, Rangel-Navia HJ.Rev Latinoamericana de Hipertensión.Vol.17.Nº2,2022. Disponível em: https://www.revhipertension.com/rlh_2_2022/10_hipertension_arterial_factor.pdf

30. Torres Pérez RF, Quinteros León MS, Pérez Rodríguez MR, Molina Toca EP, Ávila Orellana FM, Molina Toca SF,et al. Risk factors for essential hypertension and cardiovascular risk. Rev Latinoamericana de Hipertensión. Vol. 16. Nº 4, 2021. Disponível em: https://www.revhipertension.com/rlh_4_2021/9_factores_riesgo_hipertensio_arter

ial.pdf

31. Choreño-Parra JA, Carnalla-Cortés M,Guadarrama-Ortíz P. Doença vascular cerebral isquémica: extensa revisão da literatura para o médico de primeiro contacto. Med Int México. 2019 Jan-Fev;35(1):61-79.https://doi.org/10.24245/mim. v35i1.2212

32. Bender-del-Busto J. As doenças cerebrovasculares como problema de saúde. Revista Cubana de Neurología y Neurocirugía [revista na Internet]. 2019 [citado 2024 ago 8]; 9(2): [aprox. 0 p.]. Disponível em: https://revneuro.sld.cu/index.php/neu/article/view/335

33. Viruez Soto A, Chambi Quilla G, Chambi Quilla A, Quispe Ticona N, Jiris Quinteros J, Vera Carrasco O. Acidente vascular cerebral em cuidados intensivos em altitude muito elevada. Rev. Méd. La Paz [Internet]. 2023 [citado 2024 ago 08]; 29(2): 30-37. Disponível em:

http://www.scielo.org.bo/scielo.php?script=sci_arttext&pid=S1726-89582023000200030&lng=es. Epub 30-Dec-2023.

34. Martinez R, Soliz P, Campbell NRC, Lackland DT, Whelton PK, Ordunez P. Associação entre a hipertensão da população e o controlo da doença cardíaca isquémica e da mortalidade por acidente vascular cerebral em 36 países e territórios das Américas, 1990-2019: um estudo ecológico. Rev Panam Salud Publica. 2023;47:e124. https://doi.org/10.26633/RPSP.2023.124.

35. Reyes-Méndez C, Fierros-Rodríguez C, Cárdenas-Ledesma R, Hernández-Pérez A, García-Gómez L, Pérez-Padilla R. Cardiovascular effects of smoking. Neumol. cir. thorax [journal on the Internet]. 2019 Mar [citado 2024 Ago 08]; 78(1): 56-62. Disponível em: http://www.scielo.org.mx/scielo.php?script=sci_arttext&pid=S0028-37462019000100056&lng=en. Epub 09-Nov-2020.

36. Gutierrez Baños JJ. Tabagismo e Acidente Vascular Cerebral. [Internet]2020. Disponível em: https://es.linkedin.com/pulse/cigarrillo-y-stroke-josé-gutierréz

37. Matamoros Cuadra PI. Prognóstico da doença cerebrovascular isquêmica de acordo com os fatores de risco janeiro-novembro de 2018. Monografia para o título de especialista em Medicina Interna. Manágua, Nicarágua. Universidade Nacional Autónoma da Nicarágua; 2019. Disponível em : https://repositorio.unan.edu.ni/11288/1/100403.pdf

38. Matías-Pérez D, Pérez-Campos E, García-Montalvo IA. Uma visão genética

da hipercolesterolemia familiar. Nutr. Hosp. [Internet]. 2015 Dez [citado 2022 Dez 12]; 32(6): 2421-2426. Disponível em: http://dx.doi.org/10.3305/nh.2015.32.6.9885.

39. García Pastor A, Cancio Martínez E, Rodríguez Yañez M, Alonso de Leciñana M, Amaro S, Arenillas JF, et al. Recomendações da Sociedade Espanhola de Neurologia para a prevenção do AVC. Ação sobre os hábitos de vida e a poluição atmosférica. Neurologia 36 (2021) 377-387. Disponível em : https://www.elsevier.es/es-revista-neurologia-295-articulo-recomendaciones-sociedad-espanola-neurologia-prevencion-S0213485320302280

40. Rivero Truit FA, Pérez Rivero V. Intervenção educativa para a prevenção de complicações em pacientes com dislipidemia. Rev. Med. Electron. [Internet]. 2019 Dec [citado 2024 Mar 29]; 41(6): 1354-1366. Disponível em: http://scielo.sld.cu/scielo.php?script=sci_arttext&pid=S1684-18242019000601354&lng=en. Epub 31-Dez-2019.

41. Fonte Medina NC, Llanes Lobo J, Bencomo Fonte LM, Pérez Álvarez Y, Fonseca Medina Y. Marcadores aterogénicos e síndrome metabólica na população urbana de idosos de Pinar del Río. Rev Medical Sciences [Internet]. 2019 Feb [citado 2024 Mar 29]; 23(1): 79-89. Disponível em: http://scielo.sld.cu/scielo.php?script=sci_arttext&pid=S1561-31942019000100079&lng=en.

42. Palacio Portilla EJ, Roquer J, Amaro S, Arenillas JF, Ayo Martín O, Castellanos M , et al . Dislipidemias e prevenção do AVC: recomendações do Grupo de Estudos de Doenças Cerebrovasculares da Sociedade Espanhola de Neurologia. Neurología 37 (2022) 61-72. Disponível em: https://www.elsevier.es/es-revista-neurologia-295-avance-resumen-dislipidemias-prevencion-del-ictus-recomendaciones-S0213485320302991.

43. Gómez Maldonado JG, Chavez Díaz MF, Silva Cañavera SM, Velandia Fonseca HA, Dussán Gorzón D et al.Sedentarismo amenaza silente en el accidente cerebrovascular isquémico-ACV. Revista Médica Científica e de Educação.Vol.8,N°2,2022. Disponível em: https://www.medicaljournal.com.co/index.php/mj/article/download/110/209/553

44. Aguilera C, Labbé T, Busquets J, Venegas P, Neira C, Valenzuela A. Obesidade: Fator de risco ou doença? Rev. med. chile [Internet]. 2019 Abr [citado 2024 Abr 26]; 147(4): 470-474. Disponible en: http://www.scielo.cl/scielo.php?script=sci_arttext&pid=S0034-98872019000400470&lng=es. http://dx.doi.org/10.4067/S0034-

98872019000400470.

45. Angarica-Aguilar Y, Salazar-Rodríguez J, Herrera-Arrebato D, Despaigne-Carrión E, Hechevarría-Heredia M, Reina-Rodríguez C. Caracterização da doença cerebrovascular isquémica em doentes diabéticos do Hospital Universitário Clínico Quirúrgico General Calixto García. Revista Finlay [revista na Internet]. 2023 [citado 2024 Fev 20]; 13(3):[aprox. 8 p.]. Disponível em: https://revfinlay.sld.cu/index.php/finlay/article/view/1265

46. Fuentes B, Amaro S, Alonso de Leciñana M, et al. Prevenção do AVC em pacientes com diabetes mellitus tipo 2 ou pré-diabetes. Recomendações do Grupo de Estudos de Doenças Cerebrovasculares da Sociedade Espanhola de Neurologia. Neurologia. 2021 May;36(4):305-323. Disponível em: www.elsevier.es/Neurologia

47. González Gutiérrez CA, Melgara Canales A, Ferrufino Zamora C. Fatores de risco predominantes na Doença Cerebrovascular em pacientes internados na enfermaria de Medicina Interna do Hospital Victoria Motta-Jinotega de janeiro de 2016 a junho de 2016. Tese para obtenção do grau de médico cirurgião. Faculdade Regional Multidisciplinar, UNAN CUR- MATAGALPA, 2019. Disponível em : https://repositorio.unan.edu.ni/11257/

48. Ochoa Reina E, Pastrana Márquez Y. Fibrilação atrial e acidente vascular cerebral isquémico. Revista Cubana de Medicina Física y Rehabilitación 2020;12(1):e411. Disponível em: https://www.medigraphic.com/pdfs/revcubmedfisreah/cfr-2020/cfr201g.pdf

49. Cruz Peña E, Arribas Pérez C, Domínguez Guerra LM, José Rodríguez A. Comportamento clínico epidemiológico do infarto cerebral em pacientes com fibrilação atrial. Revista Progaleno Vol 2(2)2019. Disponível em : http://www.revprogaleno.sld.cu/

50. Duarte J, Lobo R, Rhenals S, Ruiz J. Tendências na mortalidade por acidente vascular cerebral no Departamento de Atlántico: 1985 a 2014. Tese. Universidad del Norte. Barranquilla. 2020. Disponível em: https://manglar.uninorte.edu.co/handle/10584/9731

51. Sánchez Duque JA, Soto Vásquez JP, Cuadrado Guevara RA, Gómez González JF, Rodríguez Morales AJ. Estratégias de Intervenção em Saúde Comunitária num Campo Universitário Multidisciplinar de Investigação e Serviço. Rev Cubana Med Gen Integr [Internet]. 2019 set [citado 2024 ago 22]; 35(3): Disponível em: http://scielo.sld.cu/scielo.php?script=sci_arttext&pid=S086421252019000300005

&lng=en. Epub 01-Sep-2019

52. Hernández Sarmiento JM, Jaramillo Jaramillo LI, Villegas Alzate JD, Álvarez Hernández LF, Roldan Tabares MD, Ruiz Mejía C, et al. A educação em saúde como uma importante estratégia de promoção e prevenção. Archivos de Medicina (Col), vol. 20, no. 2, pp. 490-504, 2020. Disponível em: https://revistasum.umanizales.edu.co/ojs/index.php/archivosmedicina/article/view/3487

53. Guardia Gutiérrez MA, Ruvalcaba Ledezma JC. Saúde e seus determinantes, promoção da saúde e educação para a saúde. Revista de Resultados Negativos e Não Positivos, vol. 5, no. 1, pp. 81-90, 2020. Disponível em: https://www.redalyc.org/journal/5645/564563417005/html/

54. Meza Miranda ER, Romero Espínola NR, Báez Ortíz EA. Factores de risco modificáveis para a doença cerebrovascular em doentes com AVC. Rev. Nutr. Clin. Metab. 2021;4(4):24-31. Disponível em: https://revistanutricionclinicametabolismo.org/index.php/nutricionclinicametabolismo/article/view/317/556

55. Córdova López PF. Estudo experimental de intervenção educativa em conhecimentos, atitudes e práticas para o acidente vascular cerebral. Rev de la Facultad de Ciencias Médicas Universidad de Cuenca.Vol. 37 Núm.3(2019) Disponível em : https://publicaciones.ucuenca.edu.ec/ojs/index.php/medicina/article/view/2733

56. Pérez Rodríguez J, Álvarez Velázquez LL, Islas Hernández H, Rivera Alonso E. Factores de risco para doença cerebrovascular em idosos numa clínica médica de família. Rev Medical Sciences [Internet]. 2019 [citado: data de acesso]; 23(6): 949-956. Disponível em: http://revcmpinar.sld.cu/index.php/publicaciones/article/view/4072

ANEXOS

Anexo 1. Questionário individual.

- Nome e apelido:

- Idade:

- Sexo:

- Factores de risco. Assinalar com um X:

Hipertensão arterial

Diabetes Mellitus

Doença cardíaca isquémica

História de doença cerebrovascular

Fumar

Anexo 2. Questionário de conhecimentos.

Nome e apelido:
Idade:

Sexo:

Parte I. Conhecimentos sobre doenças cerebrovasculares.

1. Preencher os espaços em branco:

Acidente vascular cerebral (AVC) refere-se a qualquer condição em que uma área do cérebro é afetada por isquemia ou hemorragia. por isquemia ou hemorragia.

A doença cerebrovascular é a principal causa de morte.

Os factores de risco das doenças cerebrovasculares são classificados da seguinte forma

2. Marcar com um X o que você considera que são doenças cerebrovasculares:

Enfarte cerebral.

Hemorragia intraparenquimatosa. Enxaqueca.
Assintomático.

Traumatismo craniano.

Demência vascular.

Hemorragia subaracnóidea. Neuropatia diabética.
Encefalopatia hipertensiva. Ataque isquémico transitório.

Parte II. Conhecimentos sobre os factores de risco das doenças cerebrovasculares.

1. Assinale com um x aqueles que considera serem factores de risco de doença cerebrovascular:

Fumar. Consumo diário de café. Tensão arterial elevada.
Diabetes Mellitus. Adolescência.
Doença isquémica do coração.

História de doença cerebrovascular. Níveis baixos de colesterol no sangue.
Utilização de comprimidos contraceptivos. Exercício físico sistemático.

2. Marcar T ou F:

A existência de factores de risco influencia o desenvolvimento de doenças
cerebrovasculares.

O controlo da diabetes mellitus é crucial para prevenir a doença cerebrovascular.

A hipertensão arterial descompensada não desencadeia uma doença
cerebrovascular.

3. Assinale T ou F

Não existe qualquer relação entre a doença cerebrovascular e a diabetes mellitus.

O tabagismo é um dos principais factores de risco para o desenvolvimento
destas doenças.

A doença cerebrovascular é mais comum em pessoas mais jovens.

Apresentar varios factores de risco aumentam o risco de doenças
cerebrovasculares.
A estilo de vida previne o aparecimento de doenças cerebrovasculares.

Nome e apelido:

Idade:

Sexo:

Parte I. Conhecimentos sobre doenças cerebrovasculares.

1. Preencher os espaços em branco:

O acidente vascular cerebral (AVC) refere-se a qualquer condição em que uma área do cérebro é temporária ou permanentemente afetada por isquemia ou hemorragia.

A doença cerebrovascular é a terceira principal causa de morte.

Factores de risco das doenças cerebrovasculares As doenças cerebrovasculares são classificadas como modificáveis ou não modificáveis.

Valor: 40 pontos. Para o preenchimento correto das 5 opções 40 pontos, 4 corretos 35 pontos, 3 corretos 30 pontos, 2 corretos 25 pontos, 1 correto 20 pontos.

2. Marcar com um X que considera que são doenças cerebrovasculares:

Enfarte cerebral.

X Hemorragia intraparenquimatosa.

Enxaqueca.

X Assintomático.

Traumatismo craniano.

X Demência vascular.

X Hemorragia subaracnoideia.

Neuropatia diabética.

Dor de cabeça

X Encefalopatia hipertensiva.

X Ataque isquémico transitório.

Valor: 60 pontos. Para marcar os 6 pontos corretos 60 pontos, 5 pontos corretos 55 pontos, 4 pontos corretos 55 pontos, 4 pontos corretos 55 pontos, 4 pontos corretos 55 pontos, 4 pontos corretos 55 pontos, 4 pontos corretos 55 pontos.

50 pontos corretos, 3 pontos corretos 45 pontos, 2 pontos corretos 40 pontos e 1 ponto correto 35 pontos. Por assinalar uma resposta incorrecta, é deduzido 1 ponto.

A soma total das perguntas é de 100 pontos. Um paciente que obtenha pelo menos 70 pontos do número total de pontos é considerado aprovado no questionário.

Nível de conhecimentos adequado: Quando se obtém uma pontuação superior a 70 pontos.

Nível de conhecimentos inadequado: Quando se obtém uma classificação inferior a 70 pontos.

Parte II. Conhecimentos sobre os factores de risco das doenças cerebrovasculares.

1. Assinale com um x aqueles que considera serem factores de risco de doença cerebrovascular:

X Fumar.

Consumo diário de café. X Tensão arterial elevada.
X Diabetes Mellitus.

Adolescência.
X Doença cardíaca isquémica.
X História de doença cerebrovascular.

X Níveis baixos de colesterol no sangue. X Utilização de pílulas contraceptivas. Prática sistemática de exercício físico.

Valor: 50 pontos. Para marcar os 6 pontos corretos 50 pontos, 5 pontos corretos 45 pontos, 4 pontos corretos 45, 4 pontos corretos 45, 4 pontos corretos 50.

40 pontos corretos, 3 pontos corretos 35 pontos, 2 pontos corretos 30 pontos e 1 ponto correto 25 pontos. Por assinalar uma resposta incorrecta, é deduzido 1 ponto.

2. Marcar T ou F:

VPresentes de factores de risco influenciam a ocorrência de doenças cerebrovasculares.

O controlo da diabetes mellitus é crucial para prevenir a doença cerebrovascular.

A hipertensão descompensada não desencadeia doença cerebrovascular.

Valor: 25 pontos. Para 2 verdadeiras 15 pontos, para cada uma 7,5 pontos. Para a falsa 10 pontos.

3. Assinale T ou F

F Não existe qualquer relação entre a doença cerebrovascular e a diabetes mellitus.

O tabagismo é um dos principais factores de risco para o desenvolvimento destas doenças.

A doença cerebrovascular é mais comum em pessoas mais jovens.

A existência de vários factores de risco aumenta o risco de doença cerebrovascular.

O estilo de vida VUn previne o aparecimento de doenças cerebrovasculares.

Valor: 25 pontos. Para 3 verdadeiros 15 pontos, 5 pontos cada. Para 2 falsos 10 pontos, 5 pontos cada.

A soma total das perguntas é de 100 pontos. Um paciente que obtenha pelo menos 70 pontos do número total de pontos é considerado aprovado no questionário.

Nível de conhecimentos adequado: Quando se obtém uma pontuação superior a 70 pontos.

Nível de conhecimentos inadequado: Quando se obtém uma classificação inferior a 70 pontos.

Anexo 4 . Programa de ensino

"O AVC no século XXI".

Atividade 1.

Tema: Tempo para nos conhecermos uns aos outros.

Resumo: Apresentação de cada um dos pacientes do estudo.

Objectivos: Fazer com que os doentes se conheçam uns aos outros e criar laços no grupo.

Tempo: 30 minutos.

Método: Conversação.

Meios: Cartões.

Responsável: Investigador principal.

Técnica participativa utilizada: Através de cartões.

Procedimento: Cada um dos doentes do grupo coloca o seu nome e algumas caraterísticas que o identifiquem num cartão e mostra-o ao resto do grupo. Isto deve ser feito para todos.

Atividade 2.

Tópico: Panorama geral das doenças cerebrovasculares.

Conteúdo:

• Comportamento das doenças cerebrovasculares em Cuba e no mundo.

• Causas e tipos de doenças cerebrovasculares.

• Principais sintomas das doenças cerebrovasculares.

Objectivos:

• Conhecer o comportamento das doenças cerebrovasculares em Cuba e no mundo.

• Conhecer as causas e os tipos de doenças cerebrovasculares.

• Reconhecer os principais sintomas das doenças cerebrovasculares.

Duração: 90 minutos.

Método: Expositivo - Ilustrativo.

Meios de comunicação: Quadro negro, audiovisuais.

Responsável: Investigador principal.

Técnica participativa utilizada: Perguntas e respostas.

Procedimento: Será feita uma breve apresentação sobre o comportamento das doenças cerebrovasculares em Cuba e no mundo, seguida de perguntas e respostas sobre os diferentes tipos e causas das doenças cerebrovasculares, bem como alguns dos sintomas que podem ocorrer.

Atividade 3.

Tema: Mitos e factos sobre as doenças cerebrovasculares.

Conteúdo:

• As doenças cerebrovasculares são hereditárias?

• É verdade que se já tive um AVC, posso ter outro?

• São evitáveis?

Objectivos:
• Saber se as doenças cerebrovasculares são hereditárias.

• Determinar se um doente que teve um episódio de AVC é suscetível de ter outro.

• Saber se as doenças cerebrovasculares podem ser prevenidas.

Tempo: 45 minutos

Método: Expositivo - Ilustrativo.

Meios de comunicação: Dobráveis, audiovisuais.

Responsável: Investigador principal.

Técnica participativa utilizada (No início da atividade): Mitos e realidades.

Materiais necessários: Nenhum.

Procedimento: Serão criados dois espaços na sala de aula, um "Mitos" e o outro "Mitos". Explique aos participantes que um mito é uma crença falsa que é transmitida a cada geração e que a realidade é o que é verdadeiro. São lidas frases relacionadas com o tema e cada participante dirige-se ao espaço da sala de aula que lhe corresponde. Cada participante deve explicar a razão da sua escolha. Isto será feito de uma forma dinâmica.

Atividade 4.

Tema: Geral sobre os factores de risco das doenças cerebrovasculares.

Conteúdo:

• Factores de risco de doença cerebrovascular que podem ser modificados.

• Factores de risco de doença cerebrovascular que não podem ser modificados.

Objectivos:

• Conhecer os factores de risco de doença cerebrovascular que podem ser modificados.

• Conhecer os factores de risco de doença cerebrovascular que não podem ser modificados.

• Descrever os factores de risco das doenças cerebrovasculares.

Tempo: 90 minutos
Método: Elaboração conjunta.

Meios de comunicação: Dobráveis, audiovisuais.

Responsável: Investigador principal.

Técnica participativa utilizada (No início da atividade): Brainstorming.

Materiais necessários: Nenhum.

Procedimento: a técnica de reflexão "Brainstorming" é aplicada para efetuar o debate sobre o tema a trabalhar. No final da técnica participativa, o facilitador da atividade explicará em linguagem clara os principais factores de risco das doenças cerebrovasculares e quais são modificáveis ou não.
Atividade 5.

Tema: Pratico e exercito a medição da tensão arterial.

Objectivos: Clarificar o algoritmo e os requisitos para a medição da tensão arterial.

Duração: 2 horas.

Via: Oficinas de Reflexão.

Métodos: Discussão.
Procedimentos: Explicação, análise e síntese.

Técnica: Perguntas e respostas.

Meios de comunicação: Cartazes de cartão, flipchart e material de escritório.
Actividades:

Introdução: A sessão começará por recordar aspectos da reunião anterior sobre_ o procedimento para a prática e o exercício sobre como medir a TA.

Atividade principal

Primeiro momento.

Nesta atividade, a presença dos enfermeiros e médicos da clínica é de grande importância, uma vez que serão responsáveis pelo desenvolvimento da atividade em conjunto com o investigador. Propõe-se dividir o grupo de pacientes aleatoriamente em dois subgrupos: A e B. Em cada um deles deve haver representantes de todas as idades, acima de 19 anos. Grupo A: Avaliadores (Um médico e uma enfermeira) Grupo B: Avaliados (Um médico e uma enfermeira) Cada grupo será avaliado através da recolha de amostras de pressão arterial nos pacientes selecionados, utilizando a técnica de papel e oponente. Cada chefe de grupo preencherá um formulário tendo em conta a seguinte classificação:

Classificação da tensão arterial de acordo com os valores para adultos: Pressão arterial (PA sistólica) (mmHg) Normal a 120 Pressão arterial (PA diastólica) (mmHg) a 80 Pressão arterial elevada 130 ou mais de 85. Com base na média de duas ou mais leituras efectuadas em cada uma de duas ou mais leituras após o rastreio inicial. Quando os valores da pressão arterial sistólica ou diastólica se enquadram em categorias diferentes, a mais elevada das pressões é a considerada para atribuir a categoria de classificação.

Por número de tensão arterial:

SISTÉMICO TA DIASTOLIC TA DIASTOLIC Ligeiro 140 - 159 90 - 99
Moderado 160 - 179 100 - 109
Grave 180 - 210 110 - 119

Muito grave > 210 > 120

Numa segunda parte da atividade, haverá uma terapia de dança.

Encerramento: No final da atividade, será estabelecido um debate sobre os estilos de vida dos pacientes e ser-lhes-á pedido que resumam num flipchart as principais ideias para promover estilos de vida saudáveis.

Atividade 6.

Tema: Pratico e exercito a medição da glucose no sangue.

Objectivos:
1. Apresentar o algoritmo e os requisitos para realizar a medicação da glucemia.

Duração: 2 horas. Via: Oficinas de reflexão.
Métodos: Elaboração conjunta. Procedimentos: Explicação, análise e síntese.
Técnica: Perguntas e respostas, desenhos que provocam a reflexão. Meios:
Faixas de cartão, glucómetro e material de escritório. Actividades:
Introdução: A sessão começará com uma discussão sobre a doença
cerebrovascular e os seus factores de risco.

Atividade principal.

Nesta atividade, a presença dos especialistas ou técnicos do laboratório clínico é
de grande importância, uma vez que serão responsáveis, juntamente com o
investigador, pela realização da atividade.

São explicados a metodologia e os requisitos para a medição correta da glicemia
capilar utilizando o glicosímetro portátil Suma, seguindo-se a execução do teste.

Uma vez terminada a medição da glucose no sangue, os participantes são
convidados a encontrar o seu parceiro, dar as mãos e efetuar 10 agachamentos.
Encerramento: A sessão terminará com a técnica participativa "Desenhos para
gerar reflexão", avaliando e reforçando os conhecimentos transmitidos.

Atividade 7.

Tema: "Deixe de fumar para si e para a sua família".
Conteúdo:

• Danos do tabagismo para a sua saúde e a da sua família.

• Onde ir se quiser deixar de fumar?

• Qual é a influência do tabagismo nas doenças cerebrovasculares?

• Conselhos gerais sobre como deixar de fumar. Objectivos:
• Identificar os malefícios do tabaco para a sua saúde e para a saúde da sua
família.

• Saber onde ir para deixar de fumar.

• Conhecer a que influencia   o hábito de fumar nas doenças cerebrovasculares.

• Demonstrar dicas gerais para deixar de fumar. Duração: 90 minutos

Método: Expositivo - Ilustrativo.

Suportes: faixa e quadro negro.

Responsável: Investigador principal e psicólogo do GBT.

Técnica participativa utilizada: Palavras cruzadas.

Materiais necessários: Nenhum.

Procedimento: Nesta atividade, será aplicada a técnica das palavras cruzadas, que consiste em preencher os espaços de um jogo de palavras cruzadas previamente colocado no quadro, onde a palavra-chave é "dano". Cada um dos participantes irá colocar os danos. Após a realização deste exercício, o psicólogo da GBT terá uma breve conversa com os participantes. intervenção em que explicará aos pacientes onde se devem dirigir para deixar de fumar.

Atividade 8.

Tema: Uma alimentação saudável: a sua melhor opção.

Conteúdo:

1. Definição de uma alimentação saudável.

2. Determinar quais os alimentos que são saudáveis e quais os que não são.

Objectivos:

1. Conhecer a definição de uma alimentação saudável.

2. Identificar alimentos saudáveis e não saudáveis.

3. Sensibilizar o doente para a necessidade de uma alimentação saudável.

Tempo: 45 minutos

Método: Expositivo - Ilustrativo.

Meios de comunicação: faixa.

Responsável: Investigador principal.

Técnica participativa utilizada: Jogos didácticos.

Materiais necessários: Mesa.
Procedimento: Nesta atividade, será pedido a cada um dos pacientes que participam na intervenção que traga alguns alimentos, sejam eles frutas, legumes, doces ou cereais. Na sala de aula serão colocadas duas mesas, cada uma com uma identificação, a mesa 1 "Alimentos saudáveis" e a mesa 2 "Alimentos não saudáveis" e ser-lhes-á pedido que tragam os seus próprios alimentos, sejam eles frutas, legumes, doces ou cereais. Cada paciente escolhe um alimento e coloca-o na mesa a que acredita pertencer.

Atividade 9.

Tema: Exercício físico. Resumo:
1. Importância do exercício físico regular para melhorar o estilo de vida.
Objectivos:
1. Conhecer a importância do exercício físico regular para melhorar o estilo de vida.

Tempo: 90 minutos

Método: Expositivo - Ilustrativo. Suporte: banners.
Responsável: Investigador principal.

Técnica participativa utilizada: Brainstorming.

Materiais necessários: Nenhum.

Procedimento: Será realizado um debate sobre O que é o exercício físico?

Como é que posso fazer exercício em função da minha idade e das patologias que tenho?

Qual a importância do exercício físico regular na prevenção das doenças cerebrovasculares? Após o debate, os participantes serão convidados a participar numa caminhada saudável para a vida.

Atividade 10.

Tema: Resumir o que foi aprendido.

Conteúdo:

• Conceito de doenças cerebrovasculares.

• Tipos, causas e sintomas das doenças cerebrovasculares.
• Factores de risco modificáveis e não modificáveis para a doença cerebrovascular.

• Importância de um estilo de vida saudável.
• Adeus.

Objectivos:

• Compreender o conceito de doenças cerebrovasculares.

• Identificar os tipos, as causas e os sintomas das doenças cerebrovasculares.

• Conhecer os factores de risco das doenças cerebrovasculares modificáveis e não modificáveis.

• Conhecer a importância de levar um estilo de vida saudável.
Duração: 2 horas.

Método: Elaboração conjunta.

Suportes: faixas, quadro.

Responsável: Investigador principal.

Técnica participativa utilizada: Perguntas e respostas.

Materiais necessários: Nenhum.

Procedimento: Para concluir o programa educativo, será elaborada uma série de perguntas para resumir o que aprenderam e para determinar se aprenderam tudo sobre as doenças cerebrovasculares. Os participantes serão divididos em vários grupos e será escolhida a resposta mais correta. Será feito um brinde para encorajar os participantes nesta intervenção.

Anexo 6. Formulário

- Fumar.

- Tensão arterial elevada (assinalar com um X):

- Controlado

- Não controlado

Tensão arterial:

- Diabetes Mellitus (assinalar com um X):

- Controlado

- Não controlado

- Glicémia:

QUADROS

Tabela 1: Distribuição dos pacientes de acordo com a faixa etária e o sexo. CMF Nº 11. Policlínica de Ensino "Manuel Piti Fajardo". Santo Domingo.2023.

Faixa etária	Sexo				Total	
	Feminino		Masculino			
	Não.	%	Não.	%	Não.	%
50-54	7	20	4	11.4	11	31.4
55-60	9	25.7	15	42.8	24	68.6
Total	16	45.7	19	54.3	35	100

Quadro 2: Identificação de factores de risco de doença cerebrovascular por sexo. CMF Nº 11. Policlínica de Ensino "Manuel Piti Fajardo". Santo Domingo.2023.

Factores de risco para doença cerebrovascular	Sexo				Total	
	Feminino		Masculino			
	Não.	%	Não.	%	Não.	%
Doença cardíaca isquémica	4	11.4	6	17.1	10	28.6
Fumar	4	11.4	8	22.8	12	34.3
Hipertensão arterial	14	40.0	16	45.7	30	85.7
Diabetes Mellitus	10	28.6	8	22.8	18	51.4
História de doença cerebrovascular	1	2.8	4	11.4	5	14.3

$x^2 = 2,850 \quad p = 0,583$

Tabela 3: Comparação dos conhecimentos sobre os tipos de doenças cerebrovasculares antes e depois do Programa Educativo. CMF Nº 11. Policlínica de Ensino "Manuel Piti Fajardo". Santo Domingo.2023.

Conhecimentos sobre os tipos de doenças cerebrovasculares	Antes do programa educativo		Após o programa educativo	
	Não.	%	Não.	%
Adequado	8	22.8	29	82.8
Inadequado	27	77.1	6	17.1

p = 0.001

Tabela 4: Comparação dos conhecimentos sobre os factores de risco das doenças cerebrovasculares antes e depois do Programa de Formação. CMF Nº 11. Policlínica de Ensino "Manuel Piti Fajardo". Santo Domingo.2023.

Conhecimento dos factores de risco das doenças cerebrovasculares	Antes do programa educativo		Após o programa educativo	
	Não.	%	Não.	%
Adequado	13	37.1	31	88.6
Inadequado	22	62.8	4	11.4

p = 0.002

Tabela 5: Comparação da tensão arterial elevada antes e depois do programa educativo. CMF Nº 11. Policlínica de Ensino "Manuel Piti Fajardo". Santo Domingo.2023.

Hipertensão arterial	Antes do programa educativo		Após o programa educativo	
	Não.	%	Não.	%
Controlado	11	31.4	25	71.4
Não controlado	19	54.3	5	14.3

p = 0.000

Tabela 6: Comparação do tabagismo antes e depois do Programa Educativo. CMF Nº 11. Policlínica de Ensino "Manuel Piti Fajardo". Santo Domingo.2023.

Fumar	Antes do programa educativo		Após o programa educativo	
	Não.	%	Não.	%
Sim	23	65.7	19	54.3
Não	12	34.3	16	54.7

p = 0.009

Tabela 7: Comparação da Diabetes Mellitus antes e depois do Programa de Educação. CMF Nº 11. Policlínica de Ensino "Manuel Piti Fajardo". Santo Domingo.2023.

Diabetes Mellitus	Antes do programa educativo		Após o programa educativo	
	Não.	%	Não.	%
Controlado	10	28.6	16	45.7
Não controlado	8	22.8	2	5.7

p = 0.003

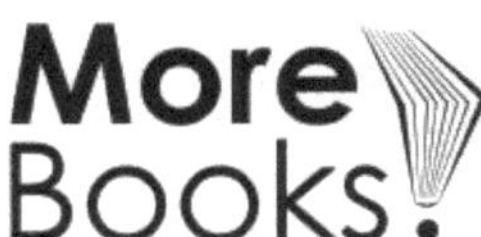

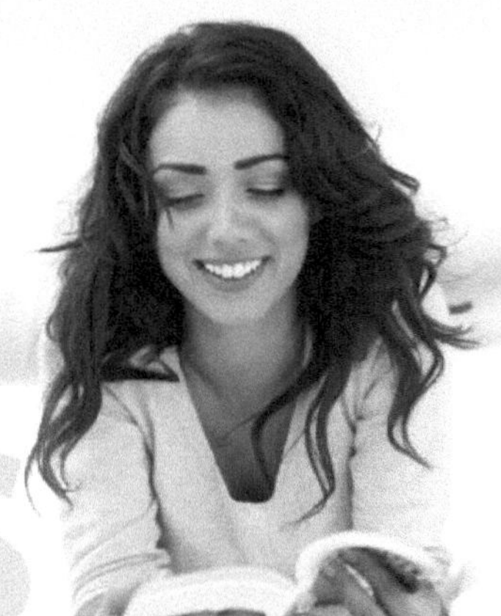

I want morebooks!

Buy your books fast and straightforward online - at one of world's fastest growing online book stores! Environmentally sound due to Print-on-Demand technologies.

Buy your books online at
www.morebooks.shop

Compre os seus livros mais rápido e diretamente na internet, em uma das livrarias on-line com o maior crescimento no mundo! Produção que protege o meio ambiente através das tecnologias de impressão sob demanda.

Compre os seus livros on-line em
www.morebooks.shop

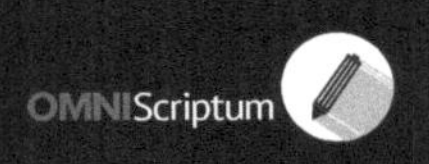

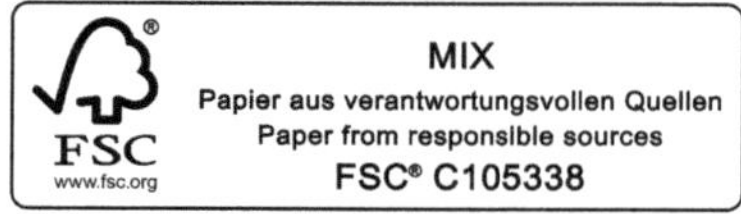

Printed by Books on Demand GmbH, Norderstedt / Germany